DE LA

FÉCONDATION ARTIFICIELLE

DANS L'ESPÈCE HUMAINE

DE LA

FÉCONDATION ARTIFICIELLE

DANS

L'ESPÈCE HUMAINE

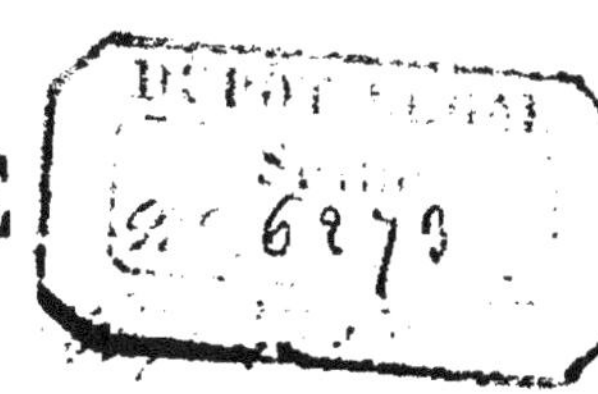

COMME

MOYEN DE REMÉDIER A CERTAINES CAUSES DE STÉRILITÉ CHEZ L'HOMME ET CHEZ LA FEMME

PAR

FÉLIX DEHAUT

Docteur en médecine de la Faculté de Paris

PARIS

IMPRIMERIE FÉLIX MALTESTE ET Cᵉ

RUE DES DEUX-PORTES-SAINT-SAUVEUR, 22

1865

DE LA
FÉCONDATION ARTIFICIELLE
DANS
L'ESPÈCE HUMAINE

La question que je me propose d'étudier, dans ce travail, n'est pas intéressante au point de vue scientifique seulement; elle a une portée sociale qui ne saurait être méconnue. Mieux que personne, les médecins savent combien sont nombreuses les unions stériles, quel tort cette stérilité apporte au développement de la population, et, surtout, de combien de maux domestiques elle est la source. Diminuer le nombre des causes de la stérilité, c'est donc, à la fois, servir la science, le pays et la famille.

Le sujet est délicat, hérissé d'épines, parce qu'il touche de près à la morale publique. D'autres, des plus autorisés, ont déjà entrepris ces études. En approfondissant la question, en l'envisageant sans crainte, sous toutes ses faces, ils ont résolu des problèmes ardus, avouant leur insuffisance pour d'autres cas. Il y a lieu de poursuivre ces recherches, de s'efforcer à les compléter, dans l'espérance de reculer les limites imposées jusqu'ici à l'art. C'est ce que j'ai essayé de faire, en entrant dans une voie nouvelle, encore inexplorée.

Pour faire comprendre le but que je me suis proposé dans ces recherches, les limites d'application d'une *méthode* nouvelle, propre à remédier à certaines causes de stérilité considérées comme absolues, il est important de rappeler, tout d'abord, quelques faits généraux qui se rapportent à la fécondation, et les corollaires qui en découlent, au point de vue de l'impossibilité de procréer. Ces généralités sont d'autant plus nécessaires, qu'il s'agit d'un sujet peu familier à un certain nombre de médecins.

La fécondation n'est possible qu'à la condition que l'élément mâle, c'est-à-dire le sperme, s'unisse à l'élément femelle, c'est-à-dire à l'ovule. La conception est un phénomène essentiellement lié à cette rencontre du produit générateur des deux sexes. Sans doute, dans l'espèce humaine, il est difficile de constater la présence du sperme sur l'œuf; il n'est pas non plus toujours facile de se rendre compte du mode de transport du liquide fécondant à travers les organes génitaux; mais, la nécessité du conflit des deux éléments générateurs ne reste pas moins un fait avéré. Des expérimentateurs habiles ont constaté, sur des animaux, que la fécondation est impossible lorsqu'on lie les trompes, c'est-à-dire, lorsqu'on empêche le sperme d'arriver au contact de l'ovule, et cela, alors même que l'accouplement a été normal. D'un autre côté, en examinant des œufs de mammifères recueillis dans les trompes, et qui offraient déjà les premiers phénomènes de développement indiqués par la segmentation du vitellus, on a trouvé des spermatozoïdes dans la couche d'albumine qui entoure le jaune et à la surface de la membrane vitelline. Les expériences ingénieuses de Spallanzani, de Prévost et de Dumas, ont démontré que la fécondation ne peut avoir lieu par le fait seul de l'*aura seminalis* et qu'il faut, de toute nécessité, que les animalcules arrivent au contact de l'ovule; les spermatozoïdes sont donc la partie essentielle du sperme, celle par laquelle le mâle prend part à la reproduction.

Quel est le lieu précis où s'opère la rencontre des deux produits générateurs? Cette question, si longtemps obscure, paraît être résolue, en ce qui concerne les oiseaux et les mammifères en général. Les physiologistes les plus autorisés admettent que l'imprégnation se fait dans l'ovaire même, avant la chute de l'œuf. Mais, en est-il de même dans l'espèce humaine? On ne saurait encore l'affirmer, et, sur ce point délicat, les opinions sont loin d'être unanimes. Les uns, invoquant l'analogie, professent que l'œuf humain est toujours fécondé dans l'ovaire, comme chez les autres mammifères; les autres, s'appuyant à la fois sur l'absence de preuves expérimentales, et sur la difficulté d'expliquer certains faits d'observation, admettent que cet œuf peut recevoir l'action fécondante du fluide séminal dans l'utérus et dans les trompes, aussi bien que dans les ovaires. Si l'on met en présence des analogies anatomiques qui rapprochent l'homme des autres mammifères les différences physiologiques qui l'en éloignent, sous le rapport de la fonction génésique, on est fondé à considérer la dernière de ces opinions comme la plus vraisemblable.

Toute fonction exige, pour son accomplissement, l'intégrité des organes qui y prennent part. Si ces organes sont défectueux, si les rôles dévolus à chacun d'eux s'accomplissent imparfaitement, la fonction elle-même souffrira une perturbation qui peut aller jusqu'à l'annihilation.

Or, est-il, dans tout l'organisme, une fonction qui exige le concours d'autant d'organes et d'autant de circonstances favorables que celle de la fécondation? Ce n'est point assez que l'appareil générateur de chacun des deux sexes présente une complication déjà remarquable ; il faut encore qu'il y ait un concours harmonique dans le fonctionnement de ces deux appareils, pour que le complément commun de leur fonction, c'est-à-dire la fécondation, puisse se réaliser.—Admettons que le sperme ait toutes les propriétés physiologiques requises pour opérer la fécondation : pour qu'il imprègne l'ovule, il faut qu'il soit apporté dans le vagin, qu'il traverse ce conduit, qu'il pénètre dans la cavité du col de l'utérus et qu'il arrive dans le corps de l'organe, si tant est que la fécondation s'opère dans la matrice. Le trajet du sperme serait plus long et bien plus difficile encore, s'il était nécessaire que ce liquide allât jusque sur l'ovaire.

Une fonction dont l'accomplissement exige le concours de tant de circonstances se trouve, par cela même, exposée à être bien souvent troublée, et le plus léger trouble dans la fécondation amène la stérilité. Les causes capables de déterminer ce trouble sont excessivement nombreuses, et leur simple énumération me ferait sortir des limites naturelles de ce travail. Je rappellerai seulement que, d'une manière très-générale, on peut diviser les causes de la stérilité en deux grands groupes : le premier renfermant les causes absolues, irremédiables, telles que l'âge trop avancé, l'absence congénitale ou acquise des organes essentiels de la génération, etc.; le second comprenant les causes de stérilité qui ne sont que relatives, et dont un certain nombre sont susceptibles d'être combattues par une médication appropriée. La limite entre ces deux groupes n'est pas parfaitement tranchée, et il y a des personnes stériles qui peuvent passer du premier au second, si l'art vient à recevoir quelque perfectionnement. Prenons pour exemple une déviation de l'utérus, soit une version, soit une flexion. Tant que la matrice conservera sa position vicieuse, le sperme aura de la difficulté à pénétrer dans la cavité de l'organe. Il est même telle condition, la flexion, où, en admettant que le sperme arrive dans la cavité cervicale, ce liquide ne pourra franchir l'orifice supérieur du col. Si, aidant ce travail imparfait, le médecin parvient, par un moyen quelconque, à faire pénétrer le sperme dans la cavité du corps de l'utérus, l'imprégnation devient possible.

Il résulte, de ce qui précède, que les bornes de la stérilité n'ont rien de fixe; que, l'art intervenant, telle stérilité jugée *absolue* d'abord, ne sera qu'une stérilité *relative*.

S'il est vrai qu'un grand nombre de cas de stérilité, dans l'espèce humaine, sont uniquement la conséquence de ce que le sperme ne peut arriver dans la cavité de l'utérus, par suite de conditions diverses qui seront examinées plus loin, il s'ensuit qu'en portant le liquide fécondateur dans cette cavité, par un artifice approprié, on aura de grandes chances de mettre un terme à cet état anormal.

Qu'on ne se récrie pas contre la hardiesse de cette idée : on y est forcément amené par la puissance de l'induction. Dans le règne végétal, la fécondation artificielle a été pratiquée de tout temps, et tous les jours nos horticulteurs lui demandent de nouvelles variétés. L'art tout récent de la pisciculture est fondé sur cette opération. Si, en pratiquant avec succès la fécondation artificielle sur une chienne, Spallanzani a démontré que cette opération est susceptible de réussir chez les mammifères, n'est-il pas rationnel de croire qu'elle réussira également dans l'espèce humaine? Mais, je dis plus, cette opération est infiniment plus facile à pratiquer dans l'espèce humaine que chez les animaux, à cause de l'impossibilité d'obtenir de ceux-ci un concours actif.

Le principe qui fait la base de la méthode que je propose est le suivant :

Rechercher si la stérilité est *uniquement* causée par l'impossibilité mécanique qu'éprouve le sperme de pénétrer dans la cavité utérine; si l'étude attentive des organes génitaux des deux sexes résout la question par l'affirmative, porter artificiellement le sperme dans l'utérus, au moyen d'un appareil approprié. Cette méthode ne s'applique donc pas à tous les cas de stérilité. C'est au médecin à apprécier, par un examen attentif et répété, la véritable cause qui empêche la fécondation, et à agir, ensuite, d'après les circonstances.

Mais il ne suffit pas de porter le liquide séminal dans l'utérus, il faut qu'il y arrive avec ses propriétés fécondantes. Trois conditions sont indispensables pour réaliser cette partie du problème. Il faut : 1° que le liquide soit soustrait à l'action de l'air le plus rapidement possible ; 2° qu'il ne soit en contact avec aucun corps capable d'altérer sa vitalité ; 3° qu'il conserve, sans variation, la température de 37 degrés centigrades. Les instruments que je ferai connaître tout à l'heure permettront de remplir ces conditions ; mais, avant d'en aborder la description, il est utile de passer rapidement en revue les principales circonstances qui peuvent entraîner la stérilité, soit chez l'homme, soit chez la femme, et qui comportent l'emploi de la fécondation artificielle.

STÉRILITÉ CHEZ L'HOMME.

Une des causes les plus fréquentes de la stérilité, chez l'homme, est une conformation vicieuse de la verge, conformation congénitale ou acquise, qui empêche le sperme d'être porté, pendant les rapports, jusque sur l'orifice du col de l'utérus.

Les cas d'absence de la verge sont considérés, par le plus grand nombre, comme un obstacle insurmontable à la fécondation. D'autres ont avancé que si le bouton, le mamelon ou la saillie des corps caverneux, remplaçant le pénis, a une ouverture extérieure qui communique avec les organes où le sperme s'accumule ; si le liquide a d'ailleurs toutes ses propriétés physiologiques, la fécondation peut encore avoir lieu, parce que, dans quelques cas, il suffit que le fluide séminal soit déposé à l'entrée des organes génitaux de la femme. Je ne partage pas cette confiance, qui n'est pas justifiée par une observation assez rigoureuse. Sans doute, en dehors de toute anomalie des organes génitaux de l'homme, on rencontre des femmes chez lesquelles la fécondation a lieu, alors même qu'il n'y a pas eu intromission du membre; on a trouvé la persistance de l'hymen au moment de l'accouchement. Mais, rien ne prouve que, dans ce cas, le hasard n'a pas mis l'orifice de l'urètre de l'homme en contact direct avec la petite ouverture de l'hymen, et que le sperme, lancé au loin, par une éjaculation énergique, n'ait pas franchi cette ouverture, pour arriver jusqu'à l'orifice de l'utérus, que l'on peut, d'ailleurs, supposer très-abaissé.

Il y a lieu de faire les mêmes réserves pour les cas où la verge est réduite à un tubercule, à un simple moignon, par suite d'une amputation de l'organe, nécessitée par quelque affection grave, telle que cancer, éléphantiasis; ou bien encore, consécutivement à une gangrène, à une blessure, telle qu'une morsure de cheval, un coup de feu; de tels faits ont été observés.

Dans toutes ces conditions, quelque déplorables qu'elles soient pour l'homme, si les testicules sécrètent un sperme normal, si les autres organes vecteurs de ce liquide n'ont subi aucune altération, la fécondation artificielle, pratiquée selon les règles que j'indiquerai, aura toutes chances de réussir.

Une petitesse extrême de la verge entraînerait aussi la stérilité, parce que, pendant la copulation, en supposant même que l'intromission pût avoir lieu, que l'éjaculation pût se faire, le sperme serait déposé à l'entrée de la vulve, et ne pénétrerait pas assez loin dans l'intérieur du vagin ; à moins que, par une coïncidence heureuse, la femme ne fût en même temps affectée d'un abaissement très-prononcé de l'utérus. Ajoutez que parfois l'organe est tellement exigu, que les parois vaginales ne peuvent le serrer suffisamment pour déterminer l'excitation nécessaire à l'éjaculation. Celle-ci ne s'accomplit que d'une manière anormale. On comprend facilement tout le bénéfice à retirer, dans ces cas, de la fécondation artificielle.

En regard de cette cause de stérilité, on peut placer le développement excessif du pénis, que ce développement soit congénital, ou bien qu'il résulte d'un état pathologique. L'ampleur de la verge peut n'être exagérée que relativement et seulement par la coïncidence d'un orifice vaginal exceptionnellement étroit ; mais, cette infirmité peut aussi être absolue, ainsi que j'en possède une observation. Il s'agit d'un homme dont le membre viril a des proportions telles, qu'il n'a jamais pu réaliser le coït avec aucune femme. Cet homme est voué à un célibat perpétuel, et la fécondation artificielle serait le seul moyen dè lui procurer les joies de la paternité.

Les courbures anormales et exagérées de l'organe copulateur peuvent être congénitales. Elles sont dues à une anomalie de structure des corps caverneux ou du corps spongieux de l'urètre. Ici, l'érection est possible; le coït peut encore s'accomplir, quoique d'une manière imparfaite, dans certaines circonstances; mais l'imprégnation est incompatible avec ce vice de conformation. Des opérations de diverses nature pratiquées sur la verge, des blessures accidentelles, sont parfois suivies de cicatrices rétractiles amenant une courbure du pénis, qui a pour effet de rendre le coït impraticable. L'urétrite, poussée à un degré exceptionnel d'intensité, amène aussi ce triste résultat. Toutes ces altérations ont été jusqu'ici considérées comme des causes de stérilité absolue. Il y a lieu, cependant, de tout espérer d'une fécondation artificielle faite selon les règles qui vont être exposées plus loin.

Les *déviations de l'urètre,* c'est-à-dire l'*hypospadias* et l'*épispadias,* ne sont pas toujours des causes de stérilité. On a même cité, dans certaines familles, plusieurs générations d'hypospades. Mais, si le pouvoir de la fécondation est compatible avec ces vices de conformation, c'est à la condition que l'ouverture de l'urètre ne s'éloigne pas trop du gland, pour que, pendant l'intromission, le sperme puisse être lancé vers le col utérin. Quand l'anomalie est portée à un degré extrême, quand l'orifice urétral s'ouvre près de la racine des bourses et, à plus forte raison quand, le scrotum étant divisé d'avant en arrière, l'urètre est ouvert entre les deux lèvres de la division, le sperme s'écoule, pendant le coït, sans pénétrer dans les organes génitaux de la femme, et la fécondation est impossible autrement que par le moyen que je propose.

S'il est une infirmité bien reconnue comme une cause absolue de stérilité, c'est, assurément, l'exstrophie de la vessie, chez l'homme. Eh bien, dans ces cas mêmes, on peut attendre des succès de la fécondation artificielle. Si l'appareil spermatogène existe et fonctionne ; si l'individu porteur du vice de conformation a des désirs vénériens; s'il est possible, en un mot, de recueillir son sperme, par un moyen quelconque, et que ce sperme soit prolifique, je ne doute pas que l'opération ne soit capable de concéder la paternité à un homme ayant aussi peu le droit de l'espérer.

Je n'ai pas à faire ressortir l'influence exercée sur la fécondation par les rétrécissements de l'urètre, par les lésions organiques développées au pourtour de ce canal. Qui ne sait que dans ces coarctations de l'urètre, le sperme ne sort parfois qu'après la cessation des rapprochements sexuels? que ce liquide s'écoule en bavant, et cesse, par conséquent, d'être lancé contre le col de l'utérus? Sans doute, la thérapeutique chirurgicale possède de nombreux moyens propres à rétablir le calibre de l'urètre; mais, n'est-il pas des rétrécissements au-dessus des ressources de l'art; par exemple, lorsque les parois de ce canal sont rapprochées par la saillie de quelque nodosité des corps caverneux qui, précisément, ne détermine l'occlusion du canal que pendant l'érection? En recueillant le sperme, lorsque la flaccidité du pénis lui permet de sortir, il est encore possible de faire servir ce liquide à la fécondation.

La verge peut être bien conformée, les voies spermatiques être en bon état, le sperme lui-même peut posséder toutes ses propriétés fécondantes, et cependant la fécondation est impossible, parce que l'organe copulateur n'arrive pas au degré de rigidité nécessaire pour accomplir le coït. Cette flaccidité, due à des causes diverses, est très-fréquente et constitue, pour beaucoup de personnes, l'*impuissance* proprement dite.

Jusque dans ces dernières années, on croyait que les vieillards étaient inhabiles à procréer, parce que leur sperme *devait* avoir perdu ses propriétés fécondantes. Mais Wagner a trouvé des spermatozoaires dans les testicules d'hommes âgés de soixante et soixante-dix ans. Les recherches plus récentes de M. le docteur Duplay ont corroboré celles du physiologiste allemand, en démontrant que les spermatozoïdes se rencontrent dans les vésicules séminales de vieillards même octogénaires, et que ces animalcules offrent souvent tous les caractères de vitalité qu'on leur trouve à la période moyenne de la vie.

Il faut donc, désormais, renoncer à considérer les vieillards comme impropres à la fécondation, et ne plus sourire à l'idée d'une paternité qui arrive à soixante, à soixante-dix et même à quatre-vingts ans. Toute la difficulté de la procréation tient, dans ce cas, à ce que le sperme, éjaculé avec mollesse, par un organe qui n'accomplit qu'une copulation imparfaite, à ce que le sperme n'arrive pas toujours sur le col de l'utérus. Ce que la diminution d'énergie de la fonction copulatrice due au progrès de l'âge ne peut accomplir, l'art pourra le faire heureusement dans quelques cas. Qu'un octogénaire soit impuissant à accomplir le coït complet avec une femme féconde, mais que son sperme ait les éléments nécessaires à la procréation, la fécondation artificielle complétera ce que la nature n'a exécuté qu'imparfaitement.

Une obésité exagérée est encore une cause capable d'empêcher les rapprochements sexuels. Sans doute, avec une obésité moyenne, on peut, en usant d'artifices relatifs à certaines attitudes, accomplir le coït; mais, il est des cas où le tissu graisseux forme une couche tellement épaisse que la verge est enfoncée dans ce coussin, et qu'il est de toute impossibilité d'accomplir un rapprochement capable d'amener la fécondation. C'est encore un cas où l'opération nouvelle pourra intervenir.

J'en dirai autant de certaines tumeurs des bourses parvenues à un développement assez considérable pour cacher la verge au milieu d'une dépression du scrotum. Si, par pusillanimité, les malades ne consentent pas à se faire débarrasser de leurs tumeurs; ou bien, si cette opération n'est pas jugée praticable par le chirurgien, il ne leur reste d'autre ressource, pour ne pas demeurer tout à fait stériles, que de recourir à la fécondation artificielle.

STÉRILITÉ CHEZ LA FEMME.

Les causes de stérilité sont plus nombreuses chez la femme que chez l'homme; et, parmi ces causes, celles qui agissent le plus fréquemment sont les déplacements qui se divisent en *déviations* et en *flexions*. L'utérus, fléchi ou non fléchi, peut affecter, dans l'excavation du bassin, les positions les plus diverses; mais, pour la facilité des descriptions, on a ramené toutes ces déviations à un petit nombre de types dont voici les noms : élévation excessive de l'utérus, abaissements, prolapsus ou chute; antéversion, rétroversion, latéroversion; antéflexion, rétroflexion, latéroflexion.

Quelques physiologistes révoquent en doute l'influence des déviations utérines sur la stérilité. Ils s'appuient, pour légitimer ce doute, sur l'idée toute théorique, que la projection du sperme n'est pas nécessaire à sa pénétration dans l'utérus; qu'il y est conduit, par suite de mouvements de contraction qui s'opèrent dans l'ensemble de l'organe, et dont l'effet est d'en diminuer la capacité. Lorsque cette contraction cesse, la cavité revenant à ses dimensions normales, il se produit une légère aspiration, qui permet au liquide fécondant de franchir les orifices du col. Par conséquent, il ne serait pas nécessaire qu'il y eût un rapport exact entre l'orifice de l'urètre et celui du col utérin, et si la stérilité coïncide avec une déviation, il faudrait l'attribuer à toute autre cause. Les faits ne confirment pas cette manière de voir ; mais, en supposant même qu'elle fût fondée, les déviations n'en seraient pas moins des causes très-puissantes d'infécondité. En effet, par le fait de l'inclinaison de la matrice, l'orifice du col s'appuie sur une des parois du vagin, qui lui devient perpendiculaire et constitue un véritable opercule. Le sang des règles n'a pas un grand effort à produire pour sortir de l'utérus; mais la succion que cet organe exercerait ne pourrait, en aucune façon, faire pénétrer le sperme dans sa cavité.

D'autres personnes repoussent le rôle que j'attribue aux déviations dans la production de la stérilité, en faisant remarquer que, dans bien des cas, après un plus ou moins grand nombre d'années d'attente, on a vu la conception s'accomplir. On explique, sans difficulté, ces faits heureux et rares, en admettant qu'à un moment donné, et sous l'influence de circonstances passées inaperçues, la déviation a subi une modification qui a dégagé l'orifice utérin du contact trop intime de la paroi vaginale. Mais, alors même que le médecin ne saurait affirmer, d'une manière positive, que la fécondation normale est absolument impossible, ne vaudrait-il pas mieux recourir de bonne heure à la fécondation artificielle, que de se livrer à la chance si aléatoire d'espérer pendant dix ans et plus, et cela sans aucune certitude?

Il n'est pas rare d'observer un abaissement de l'utérus tel que le col repose sur le périnée, sans que l'axe de l'organe cesse de coïncider avec l'axe du détroit supérieur, c'est-à-dire, sans qu'il y ait de déviation proprement dite. Si une stérilité déjà ancienne existe en même temps que cette disposition, il est rationnel de la rattacher à cette position vicieuse de l'utérus et, dans ce cas, il y a lieu d'attendre un bon résultat de la fécondation artificielle.

Il y a des femmes qui ont véritablement tous les attributs de la fécondité et qui, cependant, ne parviennent pas à concevoir. La santé est parfaite, la menstruation régulière; l'utérus est sain, bien situé, et c'est en vain que le médecin cherche une explication de la stérilité. On peut admettre, au moins dans quelques-uns de ces cas, que l'utérus subit un déplacement pendant l'acte même du coït et par le fait de cet acte. Quoi qu'il en soit de cette explication, si la stérilité dure depuis plusieurs années, il me paraît rationnel de tenter la fécondation artificielle.

Le *prolapsus utérin* n'est pas une cause nécessaire de stérilité; bien plus, dans quelques circonstances, faciles à déduire de ce que j'ai dit plus haut, l'abaissement de la matrice peut favoriser la conception.

Il n'en est plus de même de l'*élévation exagérée* de

l'utérus. Celle-ci peut être telle qu'à moins que la verge ait, par hasard, une longueur exceptionnelle, le sperme ne pourrait arriver jusqu'à l'orifice du col.

Je tiens à ce qu'on ne me prête pas la pensée de donner à la fécondation artificielle une place qu'elle ne doit pas occuper. Cette opération n'a pas la prétention de remplacer la fécondation *naturelle ;* elle ne demande à être admise que comme ressource ultime, comme un pis aller, lorsqu'on désespère d'atteindre le but par d'autres moyens. Ainsi, dans toutes les formes de déviations, on ne se décidera pas à tenter l'application de la nouvelle méthode, avant d'avoir épuisé les moyens classiques que je ne me suis pas donné la mission de rappeler ici en détail. Toutes les fois qu'il y aura lieu de compter sur une médication quelconque, pour combattre une cause mécanique de la stérilité, on fera bien de la tenter.

C'est ainsi que, pour remédier aux déplacements utérins, sinon d'une manière définitive, du moins pour tâcher de rendre possible la conception, on a conseillé le redressement de l'organe. On recommande de repousser le corps en haut et d'abaisser le col en l'accrochant avec un doigt. On ne saurait dissimuler les difficultés de ces manœuvres ; s'il est facile de pousser avec un doigt le corps de la matrice, il ne l'est pas d'accrocher le col et de le porter en bas. Mais, c'est une difficulté bien plus grande, de maintenir l'utérus en place, une fois qu'il a été ramené à sa direction normale. On sait ce que valent, dans la majorite des cas, les pessaires de tous genres préconisés dans ce but. On a conseillé un autre moyen qui mérite davantage d'être pris en considération; il consiste à introduire, derrière le col de la matrice, dans l'antéversion et en avant de ce col, dans sa rétroversion, une éponge préparée taillée en demi-cercle. Dans quelques circonstances, cette éponge conserverait au col une direction qui permettrait au coït de devenir fécondant.

Est-il nécessaire de rappeler les tentatives faites récemment, en Angleterre et en France, par Simpson et par Valleix, pour ramener l'utérus à sa direction normale, au moyen du redresseur intra-utérin? En admettant que l'emploi de l'instrument soit exempt de tout danger; en concédant aux partisans du redresseur que l'on arrive, par ce moyen mécanique, à remettre l'utérus en place, on ne surmonte qu'une partie des difficultés. La matrice étant redressée, il faut que l'instrument demeure en place pour que la déviation ne se reproduise pas sur-le-champ. Si on le retire pour permettre le rapprochement sexuel, la déviation renaît, et le médecin voit s'évanouir tout espoir de succès.

Les recherches de M. le docteur Boulard conduisent à considérer l'état de flexion comme normal chez les petites filles. L'antéflexion se montre, chez elles, beaucoup plus fréquente que les autres déplacements selon l'axe de l'organe. A l'approche de la puberté, cette disposition anatomique devient moins prononcée et, chez beaucoup de jeunes femmes nullipares, elle n'est plus représentée que par une simple courbure. Les flexions congénitales de la matrice peuvent donc présenter tous les degrés, depuis la courbure à peine appréciable, jusqu'à la formation d'un angle droit, par suite de l'inclinaison excessive du col sur le corps de l'organe.

Indépendamment des flexions congénitales, on en observe aussi fréquemment qui ont succédé à quelque phlegmasie de l'utérus, à un accouchement, à un avortement.

Dans les flexions simples, le mécanisme qui détermine la stérilité est tout différent de celui que nous venons de voir dans les versions. Lorsque l'utérus se courbe, quel que soit le sens dans lequel la courbure s'effectue, l'espace intra-cervical tend à diminuer, et il arrive au minimum, lorsque les parois viennent à se toucher plus ou moins intimement, ce qui dépend toujours du degré de la flexion. C'est au point correspondant à l'angle, que l'application des surfaces du conduit cervico-utérin est le plus énergique, et c'est là que réside l'obstacle qui rend quelquefois si douloureux le commencement du flux sanguin cataménial. Il est aisé de comprendre que si, poussé de dedans en dehors, par des contractions utérines énergiques, le sang sort avec tant de difficultés, le fluide séminal, dont la progression n'est sollicitée que par des forces à peine appréciables, sera complétement arrêté devant cet obstacle, pour lui infranchissable. On ne peut douter, d'après cela, que toutes les fois que la flexion de l'utérus atteint un certain degré, elle entraîne la stérilité d'une manière absolue.

Il semble résulter de recherches statistiques publiées dans ces dernières années, que les flexions sont plus fréquentes chez les nullipares que chez les femmes qui ont eu des enfants. La grossesse ferait donc cesser la courbure congénitale de l'utérus, et cette courbure ne s'opposerait donc pas à la conception? Je ne saurais souscrire à cette conclusion, et je pense interpréter ces faits d'une manière plus rationnelle en admettant que, dans un bon nombre de ces cas, les femmes sont restées nullipares, précisément à cause de leur flexion. Il n'existe qu'un très-petit nombre de flexions observées avant la grossesse et, par conséquent, ne l'ayant pas rendue impossible, et il y a tout lieu de croire qu'il s'agissait alors de flexions très-légères, de simples incurvations insuffisantes pour maintenir appliquées, l'une contre l'autre, les surfaces du conduit cervical.

Ce que j'ai dit, tout à l'heure, au sujet du traitement des déviations, s'applique, à plus forte raison, aux *flexions* de l'utérus. Pendant longtemps, on s'est contenté de traiter ces dernières par des pessaires. On en a proposé de forme particulière, munis d'un appendice destiné à agir sur le corps de l'utérus. Kiwich et Simpson ont employé la sonde utérine pour redresser la matrice. Plus tard, Valleix a surtout préconisé ce mode de traitement, qui paraît lui avoir donné de bons résultats, puisque, dans la statistique publiée par lui en 1853, il avait obtenu quarante-huit guérisons définitives sur cent huit cas. Le cathétérisme seul de l'utérus a suffi plusieurs fois pour obtenir la guérison. Dans les autres cas, le redresseur a été maintenu dans l'utérus pendant un certain temps. On a reproché à ce traitement d'être une opération grave, d'avoir entraîné la mort dans plusieurs cas. Plusieurs accoucheurs se sont élevés avec force contre l'emploi du pessaire intra-utérin, et l'Académie de médecine a formulé la conclusion suivante : « *Que l'application du pessaire intra-utérin peut, souvent, donner lieu à des accidents sérieux et même, quelquefois, à la mort.* » Cette terrible sentence a suffi, en France, pour faire bannir le pessaire intra-utérin de la thérapeutique des flexions utérines, et cette cause de stérilité est restée aussi puissante qu'avant les tentatives si encourageantes de Valleix.

L'électrisation de l'utérus, préconisée par M. Fano, a donné à ce chirurgien quelques bons résultats; mais ses observations ne sont pas assez nombreuses pour qu'on soit en droit de fonder de grandes espérances sur ce mode de traitement. A mon avis, on peut en attendre de bons résultats, lorsqu'il s'agit de flexions peu anciennes et consécutives à une grossesse ou à un avortement. Mais, dans les flexions congénitales, dans celles qui datent de quelques années, il existe une atrophie de tissu irremédiable. Qui sait, pourtant, si, dans de telles circonstances, une grossesse obtenue artificiellement ne serait pas, parfois, suivie d'un redressement définitif et du retour à la fécondité normale?

Les déviations de l'utérus, versions, flexions, déplacements divers, ne sont pas les seules causes qui mettent obstacle à la pénétration normale du sperme dans l'organe gestateur. Le col utérin peut présenter plusieurs conditions qui amènent le même résultat, alors même que la position de l'organe est irréprochable.

Une de ces dispositions, facile à méconnaître, et que j'ai eu occasion d'observer chez une femme stérile, consiste dans un petit prolongement triangulaire de la membrane muqueuse du col, au-devant de l'orifice externe, et formant une véritable soupape. Le sang des règles et les mucosités sécrétées dans l'utérus repoussaient, sans difficulté, cette soupape, qui était un obstacle à toute pénétration de liquide vers l'intérieur de l'organe.

L'extrême petitesse de l'orifice externe du col utérin est considérée, avec raison, comme une cause assez fréquente de stérilité. La même disposition anatomique existant à l'orifice interne produit le même résultat. Si, par des motifs quelconques, on ne peut agrandir ces orifices au moyen d'un agent dilatateur, il est aisé de voir que, dans toutes ces circonstances, la fécondation artificielle est parfaitement applicable.

Je n'ai passé en revue, dans ces pages, qu'une partie des causes de la stérilité qui trouvent, dans la fécondation artificielle, un remède aussi simple qu'inoffensif. Cet examen incomplet suffit pour montrer que le champ réservé à cette méthode est plus étendu qu'on ne supposerait de prime abord. C'est à la sagacité du praticien à reconnaître toutes les circonstances qui peuvent entraîner le trouble ou la suspension de l'imprégnation, et qui sont de nature à réclamer cette nouvelle méthode.

DESCRIPTION DES APPAREILS PROPRES A OPÉRER LA FÉCONDATION ARTIFICIELLE.

Les causes mécaniques de la stérilité sont trop variées pour qu'un instrument unique puisse servir dans tous les cas; aussi l'appareil instrumental que j'ai à décrire est-il assez complexe. Il se compose de cinq parties : 1° un injecteur; 2° un récepteur; 3° une étuve; 4° une canule utérine; 5° une sonde utérine.

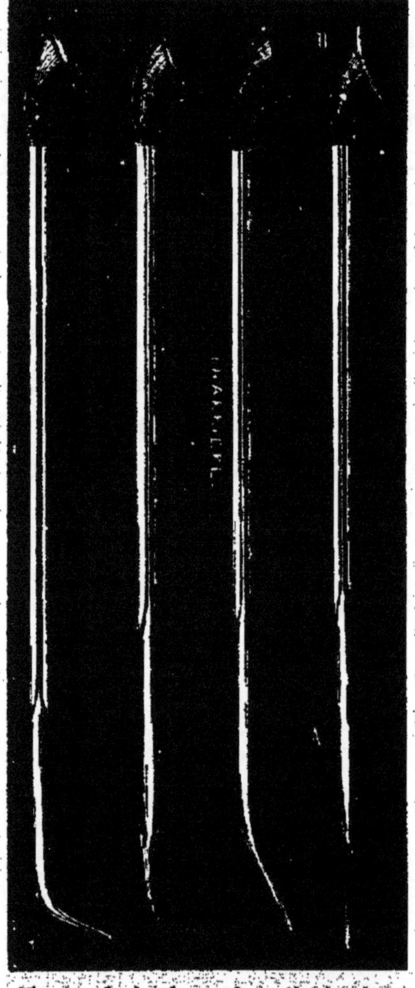

Fig. 1re, de demi-grandeur d'exécution.

1° *Injecteur*. — L'instrument essentiel, auquel je donne le nom d'*injecteur*, est représenté figure 1re. C'est un tube en cristal épais, long de 20 centimètres environ, à cavité capillaire. Il présente, à son extrémité utérine A, un renflement cylindrique formant une cavité capable de contenir un gramme environ de liquide, suivi d'une partie assez effilée pour pouvoir être introduite dans la cavité du col utérin. Cette partie effilée peut conserver la direction du tube, ou bien recevoir une inclinaison appropriée à la conformation ou à la direction de la partie de l'utérus avec laquelle elle doit entrer en rapport. L'extrémité manuelle B, de ce tube, présente un évasement circulaire en forme de cuvette, laquelle est fermée par une lame élastique en caoutchouc bien tendue, et constitue une chambre à air communiquant avec la cavité A, par l'intermédiaire du conduit capillaire. La capacité de cette chambre à air ne doit pas dépasser celle du réservoir A.

Le but de cette construction est facile à comprendre. Lorsque l'injecteur est vide de toute espèce de liquide, la membrane en caoutchouc offre une surface plane, et l'instrument ne renferme que de l'air. Si l'on exerce une pression, avec le pouce, sur la membrane élastique, celle-ci se laisse déprimer; la capacité du réservoir supérieur diminue, et l'air qu'il renferme passe à travers la partie capillaire du tube, pour s'écouler par l'orifice inférieur. Si, alors, on plonge cet orifice dans un liquide et qu'on cesse de déprimer la lamelle flexible, celle-ci revient à sa position première, en produisant une aspiration qui permet à la pression atmosphérique de faire monter une certaine quantité de liquide dans le réservoir A. Les choses étant ainsi, si l'on déprime de nouveau, avec le doigt, la lame de caoutchouc, la pression imprimée à l'air fera sortir, par l'extrémité inférieure du tube, une certaine quantité de liquide, avec une force d'autant plus grande que la dépression de la lamelle sera exercée avec plus d'énergie; si bien qu'en agissant fortement et brusquement, le liquide pourra sortir sous la forme d'un jet animé d'une impulsion aussi forte qu'on le croira utile.

La manœuvre de ce petit instrument est des plus faciles : on place son extrémité supérieure entre le médius et l'index, de manière que la pulpe du pouce s'appuie naturellement sur le diaphragme en caoutchouc, et on s'exerce en aspirant de l'eau que l'on projette au loin.

Je dois entrer dans quelques détails, pour faire bien comprendre les conditions que cet instrument doit remplir. Il doit être en cristal, parce que la vitalité du sperme serait très-probablement altérée par un contact métallique. Pour la même raison, il ne fallait pas songer à l'emploi d'un piston pour imprimer le mouvement à un liquide qui ne doit être exposé à aucune cause d'altération. Il ne faut pas que la capacité A contienne trop de liquide, et il importe encore plus que la capacité B ne soit pas la plus grande des deux, parce que, dans ce cas, on injecterait aussi de l'air dans l'utérus. Si le conduit intermédiaire entre les cavités A et B n'était pas capillaire, l'air de la chambre B n'aurait aucune force pour projeter le liquide. Si le tube n'était pas en cristal très-épais, il serait plus fragile, mais il aurait, surtout, le défaut de ne pas conserver la température de 37 degrés pendant assez longtemps. On sait que le caoutchouc vulcanisé renferme du soufre libre. On connaît aussi la puissance toxique de ce corps simple sur les êtres vivants d'ordre inférieur, aussi bien sur les microphytes que sur les microzoaires. Pour préserver les spermatozoïdes des émanations sulfureuses qui pourraient venir de la membrane en caoutchouc, il faut avoir le soin de débarrasser entièrement ce dernier de tout le soufre qu'il peut contenir. On y parvient aisément, en le faisant bouillir dans une solution de potasse caustique, qui n'attaque pas le caoutchouc et qui dissout le soufre. On lave ensuite, un grand nombre de fois, dans de l'eau distillée.

2° *Récepteur.* — La seconde partie de l'appareil est destinée à recueillir le sperme et à le conserver pendant les courts instants qui, dans certains cas, doivent séparer son émission de son introduction dans l'utérus, au moyen de l'injecteur. Pour que ce vase récepteur puisse servir également dans les cas de vice de conformation du pénis, il faut lui donner une forme plus ou moins semblable à celle qui est représentée, *figure* 2. C'est une capacité d'environ vingt centimètres cubes ménagée dans une grande masse de cristal. Lorsque cette sorte de vase, muni d'un bouchon aussi en cristal, a acquis la température de 37 degrés centigrades, par un séjour suffisamment prolongé dans une étuve chauffée à ce degré, il perd sa chaleur assez lentement pour que son contenu soit préservé de tout refroidissement pendant le temps nécessaire à l'opération.

Fig. 2, demi-grandeur d'exécution.

3° *Étuve.* — Pour donner aux instruments en cristal

que je viens de décrire la température de 37 degrés. plusieurs moyens peuvent être employés. Je me bornerai à faire connaître une étuve disposée spécialement pour obtenir ce résultat de la manière la moins difficile. Cet appareil se compose de deux capacités concentriques dont l'interne constitue l'étuve proprement dite. la capacité externe n'étant qu'une double enveloppe destinée à contenir le liquide chaud qui maintient la température de l'étuve. Celle-ci a la forme d'un prisme allongé. Elle est en contact avec l'eau chaude par cinq de ses faces, la sixième étant ouverte, pour laisser pénétrer un tiroir dans lequel on place les objets à échauffer. La double enveloppe est pourvue de deux orifices, pour l'introduction et la sortie de l'eau. Le tout est supporté par quatre pieds assez élevés pour qu'on puisse placer une petite lampe sous l'étuve.

La capacité de la double paroi est commandée par la nécessité de conserver au récepteur et au liquide qu'il doit recevoir, une température constante de 37 degrés centigrades, pendant la durée des apprêts de l'opération. Plus la masse d'eau sera considérable, plus on sera certain d'éviter les variations brusques de température. Il ne faut pas employer moins de trois litres de liquide. Il serait même bon que l'extérieur de l'appareil fût recouvert d'un tissu mauvais conducteur de la chaleur.

A cet appareil sont annexés deux thermomètres gradués spécialement pour indiquer, d'une manière nette et facile, la température du corps humain, c'est-à-dire, celle de 37 degrés centigrades. Ces thermomètres doivent être à mercure, en verre très-fort, à fond blanc, pour faciliter la lecture de leurs indications. L'un de ces instruments est placé dans l'eau et l'autre dans l'étuve, de manière à laisser voir la portion graduée de leur tige.

4° *Canule utérine.* — Les trois instruments dont je viens de parler répondent au plus grand nombre des indications ; mais, il peut aussi se présenter des cas dans lesquels l'appareil instrumental sera un peu plus compliqué. En voici un exemple : Chez une femme mariée depuis quinze ans et stérile, la sonde utérine pénètre aisément jusqu'à l'orifice interne du col ; mais là, un obstacle infranchissable arrête l'instrument. Un stylet d'argent, courbé de toutes les manières, ne pénètre pas davantage. Cependant, l'orifice est perméable, puisque le sang des règles s'écoule avec facilité. Une bougie urétrale en cire, de deux millimètres de diamètre, menée lentement et avec une pression modérée et soutenue, finit par trouver le passage et peut être conduite jusqu'au fond de l'utérus, dont les dimensions et la direction sont normales. Il y a là une bride, une sorte de valvule, qui rendrait inefficace l'emploi de l'injecteur ordinaire, parce que l'extrémité rigide de l'instrument viendrait butter contre l'obstacle. Une difficulté analogue se présentera souvent dans les cas de flexion très-prononcée. La coarctation étant située trop loin de l'orifice externe, on ne pourrait donner à la partie effilée de l'injecteur une courbure et une longueur suffisantes qu'aux dépens de la solidité.

Pour des cas semblables, on tournera la difficulté en employant une petite canule flexible en gomme, de trois ou quatre centimètres de longueur seulement. La petitesse et la flexibilité de cette canule lui permettent de suivre les inflexions du conduit cervical. En général, il ne sera pas très-difficile d'introduire cette canule dans le col utérin, en se servant d'un mandrin flexible aussi. Une fois la sonde en place, il n'y a qu'à introduire la pointe de l'injecteur dans son pavillon, pour injecter le liquide. Pour que les parois interne et externe de cette sonde n'exercent pas une action nuisible sur les zoospermes, il faut, au préalable, les enduire de mucus vaginal, si cela est possible, ou simplement de *blanc d'œuf*. Comme il s'agit ici d'une manœuvre opératoire assez délicate, on fera bien de ne tenter l'opération qu'après s'être exercé.

5° *Sonde utérine.* — Une précaution des plus nécessaires, c'est l'exploration préalable du conduit cervico-utérin, dont il importe de connaître la direction exacte, dans la position qui sera donnée à la femme pour l'opération. Cela est indispensable, pour déterminer le choix de l'injecteur le mieux approprié au cas. En effet, si la courbure de l'injecteur ne s'adaptait pas à la direction du conduit dans lequel il doit pénétrer, l'extrémité du tube irait s'arc-bouter contre la paroi qui, dès lors, jouerait le rôle d'un obturateur, et rendrait l'injection impossible, en même temps que l'organe pourrait être blessé. L'emploi de la sonde utérine ne convient pas pour faire cette exploration, à cause de sa rigidité. Je me sers, pour opérer ce cathétérisme préalable, d'une bougie urétrale en cire d'un calibre assez petit. On introduit cette bougie lentement, jusqu'au fond de l'utérus, et on la retire brusquement, après quelques minutes de séjour. On obtient, ainsi, non-seulement la mesure de l'utérus en profondeur, mais aussi la configuration exacte du conduit tout entier, absolument comme les bougies, qui ont séjourné quelque temps dans l'urètre, rapportent l'empreinte des rétrécissements du canal. Cette manière d'explorer l'utérus est exempte des dangers qui accompagnent l'emploi de la sonde en métal, et elle donne des renseignements bien plus précis sur la disposition de l'organe. Il sera, parfois, intéressant de conserver la bougie avec ses empreintes, pour étudier les changements qui se produisent dans la forme de la matrice, soit spontanément, soit sous l'influence de quelque médication.

Il arrive, parfois, que l'on est obligé de presser assez fortement pour faire cheminer la bougie dans l'utérus ; alors, le corps trop faible de l'instrument ploie sous l'effort, et la recherche devient impossible. Pour éviter cette difficulté, il suffit d'augmenter la solidité de la portion de bougie qui ne doit pas pénétrer dans l'utérus, en enroulant autour une bande de papier plus ou moins fort et enduit de colle. On peut encore couper la bougie et se servir d'une longue pince en guise de manche. Enfin, et j'insiste sur ce point, il ne faut pas faire l'exploration de l'organe le jour de l'opération, dans la crainte que la cire de la bougie ou le cérat, ayant servi à l'enduire, ne restent adhérents à la muqueuse et ne nuisent à la vitalité des zoospermes.

PROCÉDÉS OPÉRATOIRES.

La description des instruments qu'on vient de lire peut déjà donner une idée assez précise du mode opératoire, ou plutôt des procédés opératoires, puisqu'il y en a plusieurs. Mais cela ne suffit pas, et je dois insister sur un certain nombre de détails et de précautions qui ont de l'importance et qui se rapportent, soit à l'homme et à la femme, soit aux instruments et même au lieu où se fera l'opération.

La température est d'une importance capitale pour le succès de la fécondation artificielle. Il est absolument nécessaire que le sperme ne cesse pas un instant d'avoir ses 37 degrés centigrades. Pour cela, il importe que les surfaces de cristal, avec lesquelles il sera en contact, soient portées et maintenues à cette température au moyen de l'étuve. Mais, il n'est pas très-facile d'obtenir et de conserver exactement une température fixe, et il ne serait pas prudent d'arriver au moment d'opérer sans s'être exercé, préalablement, par plusieurs essais. Pour faire ces essais, on commence par emplir la double paroi de l'étuve d'eau à 37 degrés environ, et on observe le thermomètre. Dès que cet instrument marque un degré inférieur à 37 degrés, on place la lampe allumée sous l'étuve. Par une succession de tâtonnements, on arrive à donner à la flamme de la lampe la longueur nécessaire pour maintenir la température au point voulu. On peut encore y parvenir en éloignant et en rapprochant la lampe, selon les indications des thermomètres.

Le vase récepteur étant formé d'une masse de cristal fort épaisse et difficile à chauffer jusqu'à son centre, il faut le laisser séjourner longtemps dans l'étuve, au moins une demi-heure, pour que l'équilibre de température ait le temps de s'établir. Il importe que le bouchon soit retiré et placé à côté, pour que la chaleur pénètre également par le centre. Si, par suite de quelque incident, on avait lieu de craindre le refroidissement de ce petit vase, avant qu'on puisse employer son contenu, on n'aurait qu'à le replacer dans l'étuve.

Enfin, comme il pourrait arriver que, par quelque mouvement mal calculé, l'injecteur fût vidé avant l'introduction de son extrémité dans le col utérin, il ne faut pas négliger de replacer le bouchon du récepteur, pour le cas où il serait nécessaire d'y puiser une seconde fois.

En procédant ainsi, on est assuré que le vase récepteur conservera à son précieux contenu la tempéture du corps humain, sans altération, à la condition, toutefois, que le bouchon sera replacé immédiatemen après la réception du sperme.

Pour donner à l'injecteur la température de 37 degrés qu'il doit avoir également, il suffit de le tenir dans l'étuve, jusqu'au moment où il devra être employé. Comme ce tube n'a pas une grande masse, il pourrait se refroidir assez vite, et, à cause de cela, on ne devra le retirer de l'étuve que lorsque tout aura été bien disposé. Cette partie de la manœuvre, on le voit, doit être faite avec rapidité.

Dans certains cas, il sera possible de donner à cet injecteur la température du corps, en l'introduisant dans le vagin quelques minutes avant de s'en servir. Toutes les fois qu'il sera praticable, ce moyen d'échauffement devra même être préféré.

Dans les cas où il sera possible d'opérer sans l'emploi du récepteur (troisième procédé), on prendra aussi le soin de donner au spéculum en verre la température de 37 degrés, en le mettant dans l'étuve jusqu'au moment de s'en servir. On se gardera bien d'enduire d'un corps gras ce spéculum destiné à rassembler le sperme au fond du vagin. D'ailleurs, ce corps gras serait inutile, puisque, dans ce cas, le vagin se trouve lubrifié.

Pour compléter ce qui a rapport à la température, j'ajouterai que les chances de refroidissement seront beaucoup diminuées, si on a le soin d'établir, dans la chambre où se fait l'opération, une température aussi élevée que possible, et si l'on se met à l'abri des courants d'air.

Comment s'y prendra-t-on pour introduire le fluide séminal dans le vase récepteur? Je crois pouvoir glisser sur la réponse à cette question; cette réponse se présente d'elle-même à tous les esprits. Je dirai seulement qu'il importe de fermer rapidement ce vase, pour préserver son contenu du contact de l'air froid.

La plus extrême propreté est indispensable. On veillera donc à ce qu'aucune matière étrangère n'adhère aux parois en cristal avec lesquelles le sperme devra avoir quelque contact. Le récepteur peut être lavé et essuyé directement; mais, pour nettoyer l'injecteur, il faut aspirer et refouler de l'eau pure un grand nombre de fois, et faire en sorte qu'il n'y reste pas de ce liquide.

Il est d'observation que les spermatozoïdes peuvent vivre pendant plus de huit jours dans le vagin. Si l'on pouvait enduire de mucus vaginal les surfaces du récepteur et de l'injecteur, nul doute qu'on augmenterait les chances de conserver au sperme toute sa vertu prolifique. Mais, une précaution qui sera encore plus efficace, et plus facile à réaliser, consiste à rejeter le premier sperme introduit dans l'injecteur. Si le contact du cristal pouvait nuire aux zoospermes, on doit penser que la seconde prise de ce liquide serait préservée par la couche adhérente à la paroi de l'instrument. Il est clair que ce procédé ne doit servir que dans le cas où l'on dispose d'une quantité suffisante de sperme, ce qui arrivera le plus souvent. L'analogie permet aussi de penser que l'albumine d'œuf pourrait, dans cette application, remplacer le mucus vaginal. A défaut de celui-ci, on pourrait donc se servir de blanc d'œuf, comme agent lubrifiant.

Lorsque toutes les précautions relatives aux instruments et à la récolte du sperme ont été prises, il reste à pratiquer l'injection intra-utérine. Cette partie de l'opération peut se faire de trois manières différentes : à l'aide du spéculum et avec ou sans le secours du vase récepteur, ou bien sans le secours du spéculum et avec le récepteur. Dans quelques circonstances, le choix du procédé sera indifférent; mais, dans d'autres, il aura une véritable importance. En effet, il est telle disposition des organes qui permet d'opérer plus facilement sans l'emploi du spéculum, tandis que, d'autres fois, c'est l'inverse qui aura lieu. C'est par des examens antérieurs et patients que le médecin sera amené à prendre une décision sur ce point.

Premier procédé.

Lorsqu'on se détermine à opérer sans l'intermédiaire du spéculum, on procède comme pour l'application de la sonde utérine. La patiente est placée dans la position qui rend le moins difficiles les mouvements de l'opérateur et la recherche du col de l'utérus. Le vase récepteur étant placé sur une table à proximité, on puise le sperme avec l'injecteur, en prenant les précautions indiquées plus haut, et on se hâte de l'introduire dans le vagin, sans s'occuper de l'utérus, pour le moment. A partir de cet instant, le refroidissement n'est plus à craindre, et le médecin a tout le temps de rechercher l'orifice du col, pour y faire pénétrer la pointe de l'injecteur. Tenu par les trois premiers doigts de la main droite, celui-ci est conduit sur l'index jusqu'à l'orifice, dans lequel on fait pénétrer toute sa partie terminale, au moyen d'une pression lente et modérée. Le doigt, passant alors sous la tige de l'injecteur, pour la maintenir, on saisit l'extrémité externe de l'instrument, de manière que la pulpe du pouce tombe naturellement sur la lame de caoutchouc, pour la déprimer, et forcer ainsi le liquide à pénétrer dans la matrice. Une fois déprimée, il ne faut pas que la lame motrice revienne à sa position avant que la pointe de l'injecteur soit retirée du col; car, ainsi que cela est facile à comprendre, le vide se faisant de nouveau, le liquide injecté rentrerait dans le tube. Il est bon de ne retirer ce tube qu'après l'avoir laissé en place pendant quelques instants, et cela, sans cesser de comprimer le caoutchouc.

C'est lorsqu'on se servira de ce procédé, qu'il sera avantageux de chauffer l'injecteur en le faisant séjourner préalablement dans le vagin.

Deuxième procédé.

Veut-on, au contraire, opérer la fécondation artificielle en se servant du spéculum et du récepteur : on commence par disposer la femme sur le bord d'un lit, le siége relevé par un oreiller dur, la tête appuyée sur d'autres oreillers, les cuisses fléchies sur le bassin, les jambes fléchies sur les cuisses. Après avoir vérifié, par le toucher vaginal, la position qu'occupe l'orifice du col de l'utérus, par rapport à l'axe du vagin, l'opérateur introduit le spéculum armé de son embout et convenablement lubrifié avec de l'albumine récente. On déploie les valves du spéculum, on retire l'embout, et on s'assure directement, par la vue, si le museau de tanche correspond bien au centre de l'aire de l'instrument. Si cela n'existe pas, on imprime au spéculum des mouvements en sens variés, jusqu'à ce qu'on ait saisi le col. A ce moment, on arrête les valves du spéculum, en serrant la vis que porte l'instrument. Celui-ci est confié aux mains de la femme elle-même, avec recommandation de ne lui imprimer aucun mouvement. Le médecin charge l'injecteur de sperme; il le fait passer dans l'intérieur du spéculum, jusqu'à ce qu'il arrive à l'orifice du col, dans lequel la pointe de l'injecteur est introduite. Le reste de l'opération est accompli comme dans le premier procédé.

Troisième procédé.

Dans un assez grand nombre de cas, il est possible de simplifier l'opération, en supprimant tout à fait l'emploi du vase récepteur. Voici comment : immédiatement après l'éjaculation *intra-vaginale*, la femme ayant été placée sur un lit étroit, le bassin soulevé à l'aide d'un coussin, si on introduit avec précaution un spéculum en verre préalablement chauffé à 37 degrés, on voit le sperme se rassembler au fond du vagin. Là, on peut l'aspirer avec l'injecteur et le faire pénétrer immédiatement dans le conduit cervico-utérin. Le spéculum à employer, dans ce cas, doit être aussi petit que possible, pour que son introduction ne cause pas de douleur, tout en permettant de découvrir l'orifice du col. En employant un spéculum à extrémité taillée obliquement, on rendrait cette recherche plus facile. On tâchera d'introduire cet instrument sans le secours d'un embout, ou, du moins, si on ne peut se dispenser d'employer cet auxiliaire, on le retirera dès que l'anneau vulvaire sera franchi ; la raison de cette recommandation est facile à saisir. Il est de la plus grande importance que la patiente observe la *passivité* la plus complète, sans quoi le vagin deviendrait le siége de contractions *expultrices* et l'opération serait impossible. Je néglige à dessein plusieurs autres détails importants, que la réflexion amènera tout naturellement à l'esprit de l'opérateur.

Ce procédé est facilement applicable toutes les fois que le col peut être amené dans le champ du spéculum. Mais, dans le cas contraire, il peut encore réussir, si, après avoir empli l'injecteur, on retire le spéculum pour aller, avec l'index, à la recherche de l'orifice, comme dans le premier procédé.

Si la lumière du jour était insuffisante pour exécuter les dernières manœuvres, on éclairerait la cavité du spéculum au moyen d'une bougie ou d'une lampe à réflecteur.

Après cette opération, qui ne doit entraîner aucune espèce de douleur, on engage l'opérée à rester dans la position horizontale pendant quelques heures.

PRÉCAUTIONS DIVERSES RELATIVES AUX PERSONNES.

Il est vraisemblable que la fécondation artificielle permettra d'obtenir des conceptions plus parfaites que celles qui sont dues aux hasards de copulations faites sans précaution. C'est, en effet, un grand avantage que cette méthode permette au médecin de choisir les circonstances les plus favorables à une bonne imprégnation, tant du côté de l'homme que de celui de la femme ; car, on ne peut le méconnaître, beaucoup de fécondations se produisent dans des conditions qui exercent une influence fâcheuse sur le produit. On est obligé d'admettre que les qualités des deux principes, le sperme et l'ovule, au moment de leur conflit réciproque, doivent se communiquer au produit lui-même, ce qui est démontré par la ressemblance de l'enfant avec le père ou avec la mère, et même avec tous les deux, comme aussi par l'hérédité d'un grand nombre de maladies. Qu'un homme ait une santé débile, qu'il soit épuisé par des excès, que tout son être soit saturé d'alcool, son sperme aurait-il encore les qualités requises pour féconder l'ovule de manière à produire un être robuste ? Évidemment, le même raisonnement s'applique à la femme.

On admet, généralement, que l'état moral dans lequel se trouvent les parents, au moment de la procréation, exerce une influence souvent très-considérable sur le produit. Mais, n'est-il pas rationnel de faire remonter cette influence à une certaine distance avant le coït fécondant? Lorsque l'ovule et les spermatozoïdes sont arrivés au degré de maturité qui permet à leur conflit d'être efficace, ils ont une indépendance qui ne permet guère de comprendre l'influence qu'une cause morale pourrait exercer encore sur eux ; tandis qu'il est aisé de se rendre compte de cet effet, lorsque les éléments fécondateurs sont en voie de formation. Il sera utile de tenir compte de cette considération, lorsqu'on aura à pratiquer la fécondation. Le médecin fera bien de l'ajourner, si les parents sont, depuis un certain nombre de jours, sous l'influence de causes morales capables d'agir dans un sens défavorable. Pour le mari, cette influence ne remonterait pas aussi loin en arrière que pour la femme, et cela se comprend, si l'on considère que l'œuf qui va être fécondé s'est développé pendant le mois qui a précédé la dernière menstruation. Je ne me dissimule pas le caractère hypothétique de cette explication, que je ne fais qu'effleurer ; mais je la crois digne de quelque attention.

On sait aujourd'hui, d'une manière certaine, qu'à chaque période menstruelle il se détache de l'ovaire un ovule qui est porté à travers la trompe, jusque dans l'intérieur de l'utérus. Si l'ovule n'est pas fécondé, il est éliminé par les voies génitales. Combien de temps séjourne-t-il dans l'organe reproducteur? C'est ce qu'il est difficile de décider ; mais, je pense, avec les accoucheurs modernes, que ce séjour ne va pas au delà de la première quinzaine qui suit la ponte ovarienne. Pratiquer l'opération à une époque trop éloignée des règles, ce serait courir après un insuccès presque certain, puisqu'on porterait le sperme dans un utérus déjà vide d'ovule. Bien plus, pour moi, c'est une question de savoir s'il y aurait lieu de se féliciter du succès d'une fécondation tardive. Je me demande si l'âge trop avancé de l'ovule ne le constitue pas dans des conditions moins favorables pour arriver à un développement parfait, lorsqu'il est fécondé ainsi trop tardivement. Cette circonstance n'est-elle pas de nature à expliquer la chétivité de certains enfants, lorsque les parents sont dans des conditions irréprochables de santé? J'appelle sur cette hypothèse l'attention des médecins. Si elle se vérifiait, l'hygiène devrait s'en emparer pour recommander les conceptions précoces, sous le rapport cataménial.

Lorsque les émissions spermatiques ont été fréquentes et trop rapprochées, si on observe le liquide excrété, à l'aide du microscope, on trouve que les animalcules sont plus rares, moins développés et souvent encore emprisonnés dans leurs cellules mères. Évidemment, ce sperme n'est pas suffisamment élaboré, il n'est pas mûr; les spermatozoïdes ne sont pas arrivés à l'état adulte, et s'ils pouvaient développer dans un ovule le mouvement vital embryonnaire, ce serait vraisemblablement avec un degré d'insuffisance qui serait accusé, plus tard, par la faiblesse innée du produit. Un précepte pratique découle de cette observation, c'est de recommander au mari de s'abstenir du coït pendant plusieurs jours avant l'opération.

Pour ne pas compromettre l'opération, on ne s'exposera pas à la pratiquer avec un sperme dont la vertu fécondante serait douteuse. S'il existe une cryptorchidie, si les épididymes sont indurés, on examinera le sperme au microscope. Mais, dans ce cas, le médecin ne doit pas oublier qu'il faut souvent une prudence extrême pour ne pas révéler à un malheureux le secret de son impuissance génésique. Il faut ajourner l'opération, prescrire un traitement qui sera long, etc.

Il ne faut pas compter que toutes les injections intra-utérines réussiront à produire la fécondation. On augmenterait les chances de succès, en réitérant l'opération à des intervalles très-rapprochés; mais, cette pratique doit être évitée. En effet, si la première injection est efficace, il est de toute vraisemblance que les injections suivantes apporteraient quelque perturbation nuisible. C'est donc un précepte, qu'il ne faut tenter la fécondation artificielle qu'une seule fois, dans l'intervalle d'une même période cataméniale. Si l'apparition des règles vient avertir que l'opération a échoué, on la réitère, dans les mêmes conditions, de mois en mois.

Au point de vue scientifique, la fécondation artificielle offrirait encore un avantage important, celui de faire connaître, d'une manière plus certaine, la durée de la gestation. Voici, toutefois, une observation dont il faudrait tenir grand compte dans cette recherche : si l'imprégnation se fait le plus souvent dans la cavité même de l'utérus, comme je le crois; si, d'autre part, l'ovule met environ huit jours à parcourir le conduit tubaire, il pourra se faire que le sperme arrive dans l'utérus huit jours avant l'ovule, et comme les zoospermes peuvent vivre huit jours dans cette condition, la fécondation réelle aurait lieu huit jours après la fécondation apparente. De là une gestation dont la durée serait trop longue. Si le temps maximum de la gestation correspondait toujours à la fécondation la plus rapprochée du moment de l'ovulation, il faudrait bien admettre que le théâtre de l'imprégnation est bien la cavité utérine et que les grossesses extra-utérines sont de simples exceptions.

CONTRE-INDICATIONS.

Il est des circonstances dans lesquelles le médecin doit s'interdire toute tentative de fécondation artificielle. On s'en abstiendra, si l'on a reconnu que la stérilité tient à toute autre cause qu'à un défaut de rencontre du sperme et de l'ovule dans l'utérus. On ne la pratiquera pas non plus, s'il existe chez l'un des conjoints une cachexie syphilitique, saturnine ou autre. Le médecin ne devra-t-il pas se faire une loi de ne pas employer le sperme d'un homme tuberculeux ou atteint d'une affection héréditaire grave, telle que la folie, l'épilepsie? Pourra-t-il se prêter à la fécondation d'une femme phthisique, etc.? Toute affection de la matrice ou des organes voisins, qui serait capable d'empêcher la grossesse d'arriver à terme, et de provoquer un avortement inévitable, doit être considérée comme une contre-indication formelle. L'état anatomique du bassin sera aussi pris en considération; évidemment, certains rétrécissements, certaines tumeurs repoussent d'une manière absolue, et pour toujours, la fécondation artificielle; tandis que d'autres états morbides, susceptibles d'être modifiés ou guéris, ne sont que des circonstances capables de reculer l'époque où la fécondation pourra être opérée.

OBJECTIONS.

Une objection qui se présentera à l'esprit de beaucoup de personnes, est celle-ci : Le concours obligé d'une personne de l'art, pour pratiquer l'opération de la fécondation artificielle, est de nature à blesser le sentiment de la pudeur, à offenser la morale. Cette objection n'est que spécieuse. Par la gravité du but qu'elle se propose, l'opération échappe à toute critique sentimentale. La science est toujours sérieuse, et une pratique inspirée par elle, pour un objet qui ne peut être réalisé autrement, ne saurait être considérée comme immorale ou impudique. L'accouchement par les médecins, le traitement des maladies des organes génitaux, sont entrés dans les mœurs et n'offensent plus la pudeur des femmes. Il en sera de même de la fécondation artificielle. L'instinct de la reproduction est tellement puissant chez l'homme et surtout chez la femme, le besoin de se voir revivre dans ses enfants est souvent si impérieux qu'aucun sacrifice de ce genre ne saurait arrêter un grand nombre de personnes stériles. J'ajoute, d'ailleurs, que, dans certains cas, l'opération pourra être faite par une sage-femme, et même, selon l'appréciation du médecin, certains maris pourront être initiés au procédé opératoire.

On dira peut-être encore que la fécondation opérée artificiellement ne développera pas, chez la femme, le même sentiment d'attachement pour son enfant et pour son mari que la fécondation accomplie selon les lois ordinaires. A cela, on peut répondre que l'on voit souvent des femmes devenir grosses à la suite de rapports dont elles n'ont pas eu conscience, ne pas même connaître celui qui les a séduites ; et, cependant, ces femmes élèvent leur enfant et lui sont attachées.

Il est une objection d'un autre ordre qu'il importe de réfuter aussi, parce que, dans l'esprit de quelques personnes, elle pourrait faire repousser, *à priori*, la fécondation artificielle comme ne devant pas réussir. Je veux parler de cette sorte de préjugé qui fait admettre que la conception ne s'accomplit pas, lorsqu'il n'y a pas de sensation voluptueuse. Rien n'est plus mal fondé que cette opinion, et il s'en faut de tout que la frigidité soit une cause de stérilité chez la femme. Il est d'observation, au contraire, que les femmes d'une grande fécondité sont, le plus souvent, douées d'une insensibilité sexuelle remarquable. L'attrait du plaisir n'a pas d'autre but que de solliciter le rapprochement des sexes, et le mystère de l'imprégnation s'accomplit, souvent, sans que la femme ait sa récompense dans une impression voluptueuse.

Enfin, on pourra peut-être me reprocher une certaine obscurité, dans quelques parties de ce travail, notamment dans ce qui a rapport aux procédés opératoires. Mais, il faut me tenir compte de la délicatesse du sujet, et surtout considérer que, écrivant pour des médecins, j'ai cru pouvoir user de réticences qu'il leur sera facile de suppléer. En effet, lorsqu'un médecin se trouvera en position de tenter la fécondation artificielle, l'examen des causes de la stérilité et l'étude du procédé opératoire le mieux approprié l'amèneront, tout naturellement, à compléter des données qui me semblent suffisantes pour indiquer la marche à suivre.

D'ailleurs, je n'ai pas d'autre but que de faire connaître le point où mes recherches ont amené la question. J'ouvre une voie nouvelle dans laquelle, j'en ai la confiance, d'autres rencontreront des succès, soit en faisant des applications heureuses, soit en précisant mieux les indications, soit en perfectionnant l'appareil instrumental ; mais, là se borne mon ambition.

Nota. — Les instruments décrits dans ce mémoire sont fabriqués par M. Charrière, rue de l'École-de-Médecine, à Paris.

Paris. Imp. Félix Malteste et Ce, rue des Deux-Portes-St-Sauveur, 22.

www.ingramcontent.com/pod-product-compliance
Ingram Content Group UK Ltd.
Pitfield, Milton Keynes, MK11 3LW, UK
UKHW021024200726
13857UKWH00004B/1562

9 782012 873773